세는 말

상자 안에 있는 단위로 수를 세는 그림에 동그라미 해보세요.

권	책	자동차	버섯
송이	모자	꽃	나비
자루	연필	모자	화분
벌	무	도토리	스웨터
포기	배추	배	가위

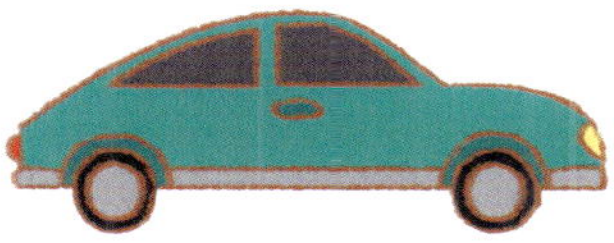

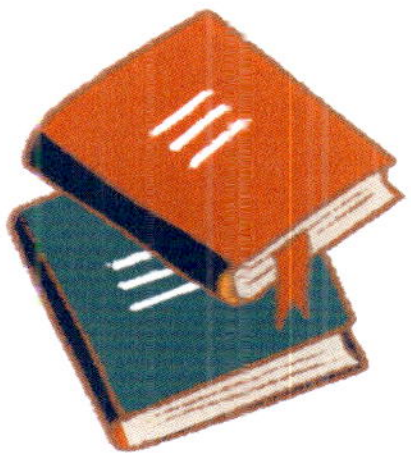

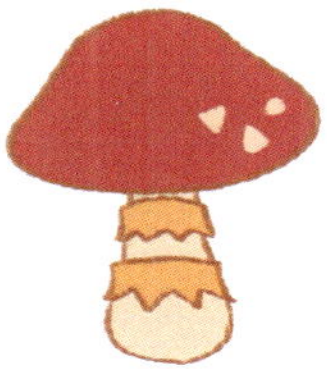

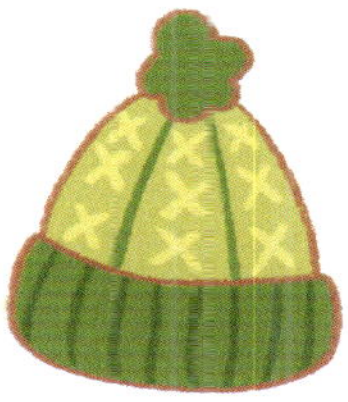

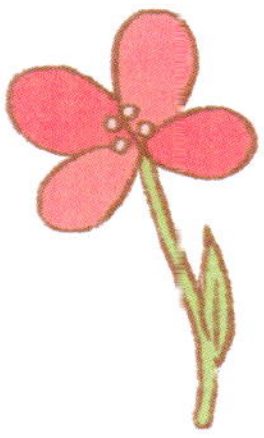

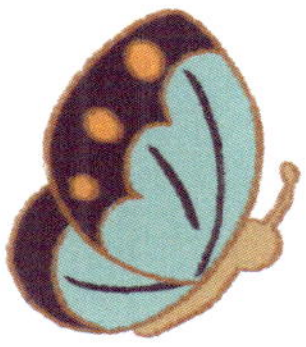

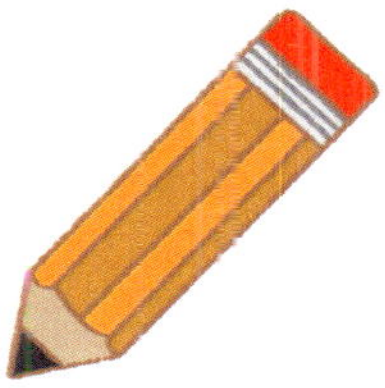

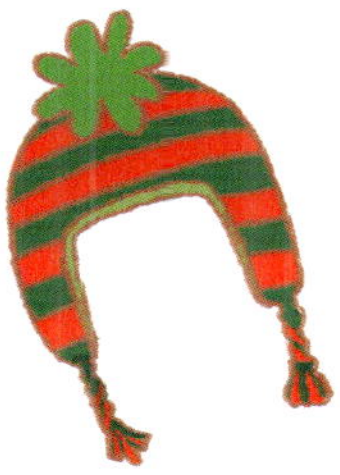

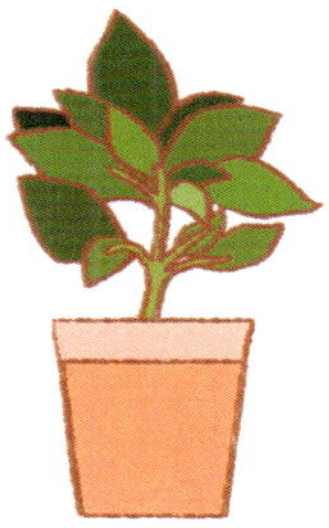

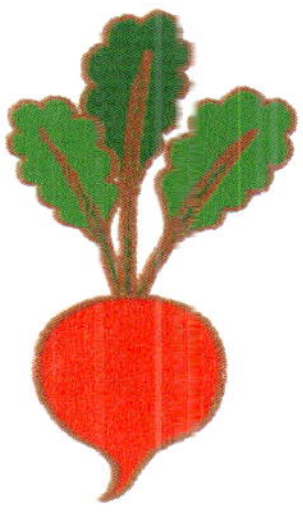

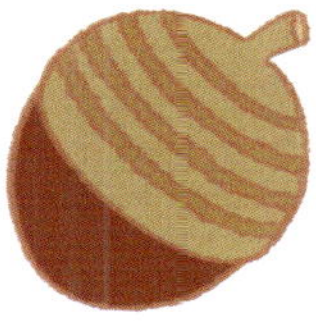

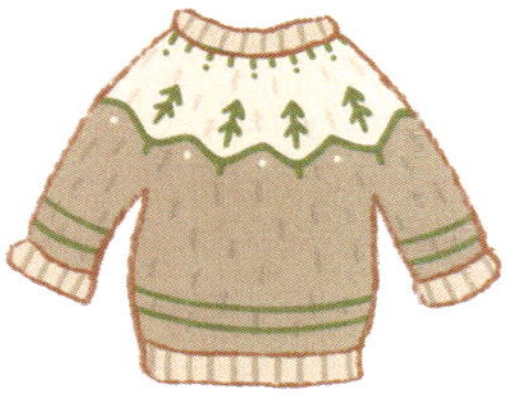

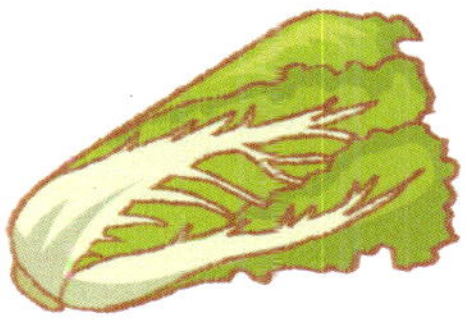

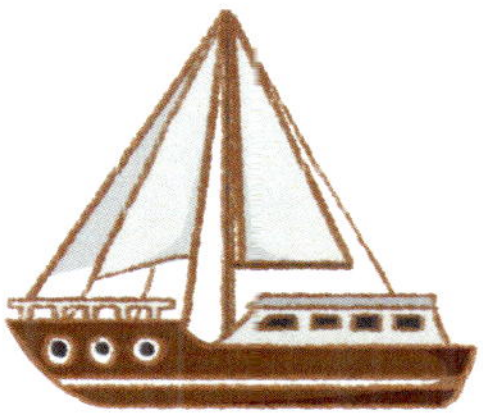

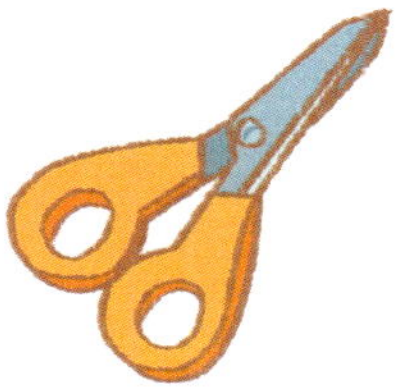

같은 그림 찾기

상자 안의 그림과 같은 그림을 찾아보세요.

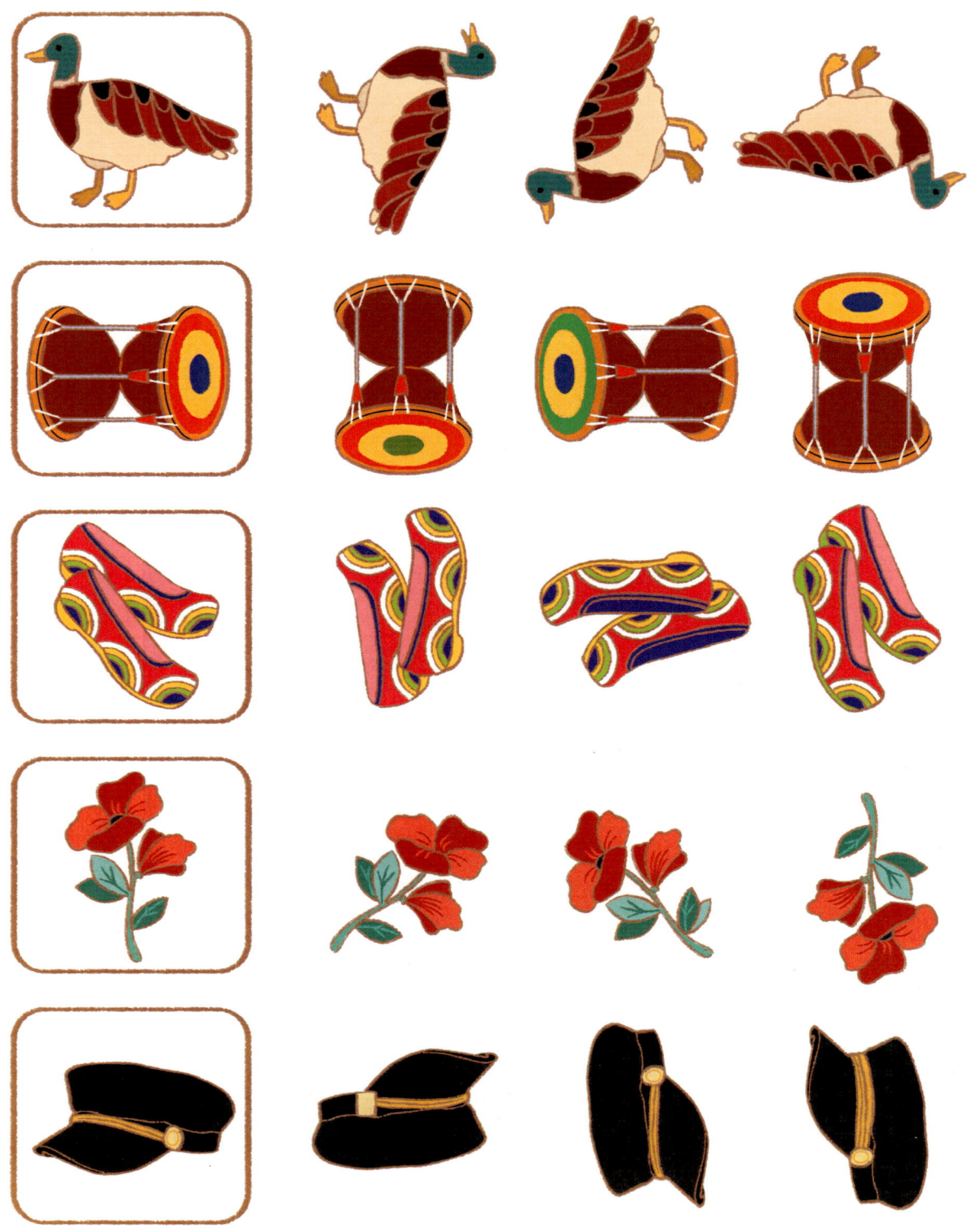

현실감각 훈련 　　　　　　　　　　　　　　　　　　　년　월　일　요일

가족 파악하기

배우자의 이름을 적어보세요.

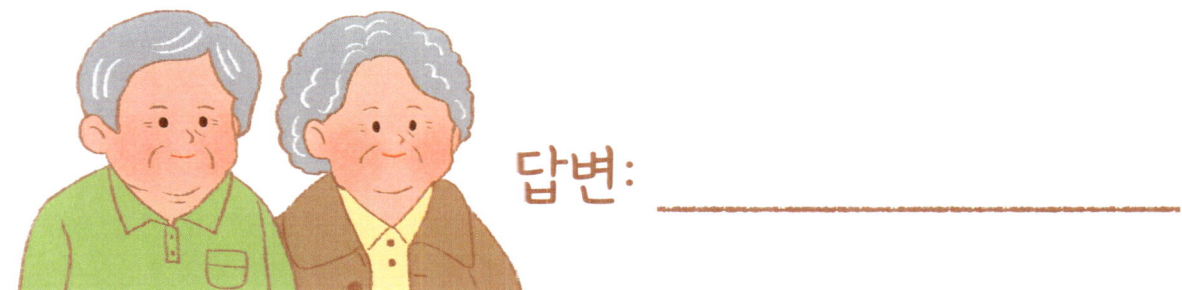

답변: _____

자녀의 이름을 순서대로 적어보세요.

_____

_____

손자, 손녀의 이름을 적어보세요.

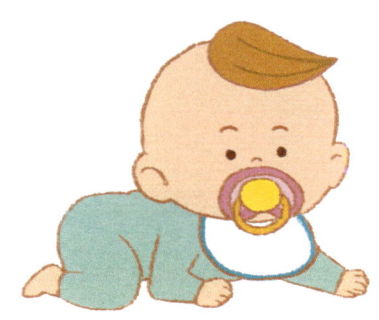

답변: _____

탈것 이름 찾기

가로, 세로, 대각선에 숨어 있는 단어를 찾아보세요.

자	기	차	전	기	치
전	고	시	버	오	경
기	비	비	스	바	자
치	탁	행	거	주	전
택	시	대	기	이	거
사	전	오	토	바	이

생필품 사기

생필품을 산 후 돈이 얼마나 남았는지 계산해 보세요.

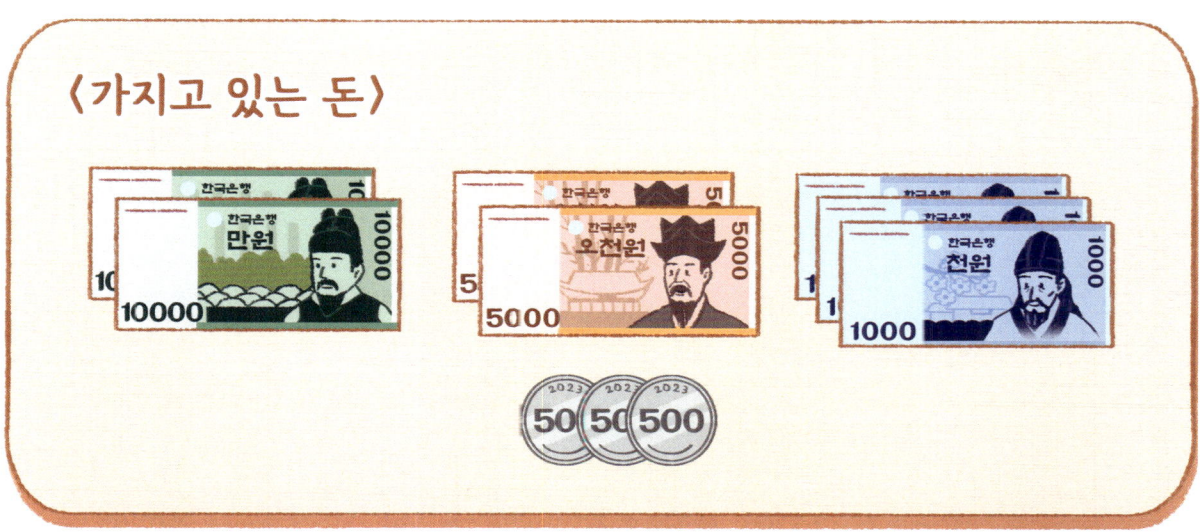

〈사려고 하는 물건〉

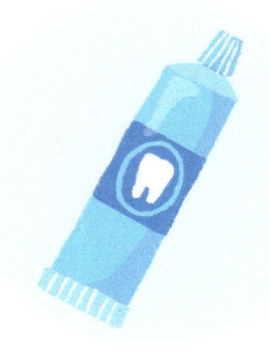
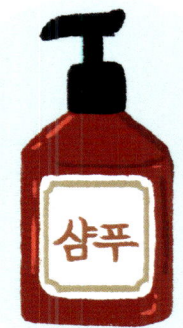
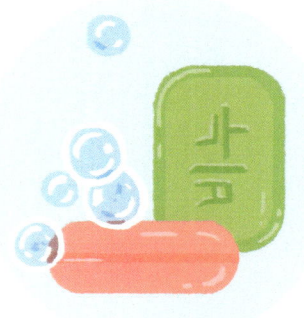

치약 3,300원
2개

샴푸 7,500원
1개

비누 800원
2개

남은 금액은 _____ 원입니다.

사자성어

겹쳐 있는 글자를 보고 알맞은 사자성어를 적어보세요.

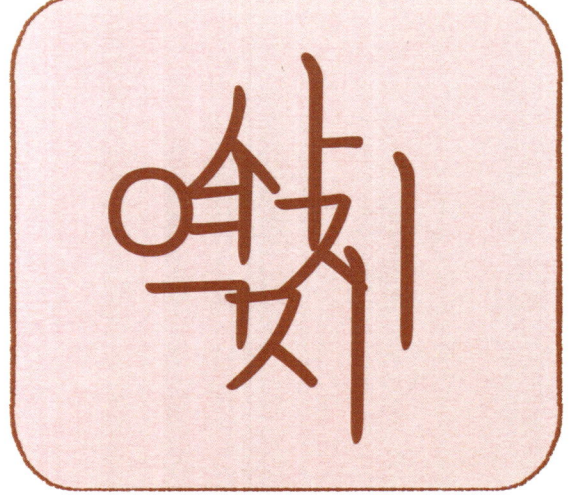

_ _ _ _

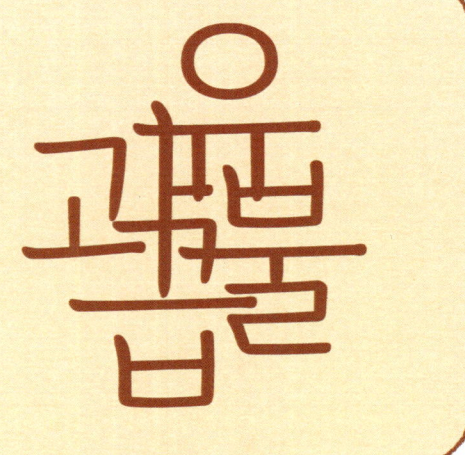

_ _ _ _

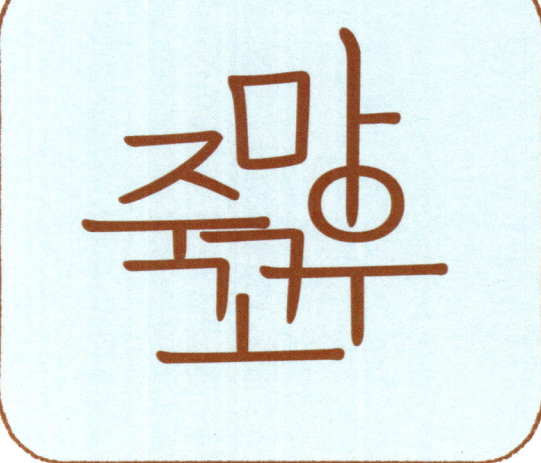

_ _ _ _

저녁 만들기 1

필요한 재료를 잘 기억하고, 다음 장으로 넘어가세요.

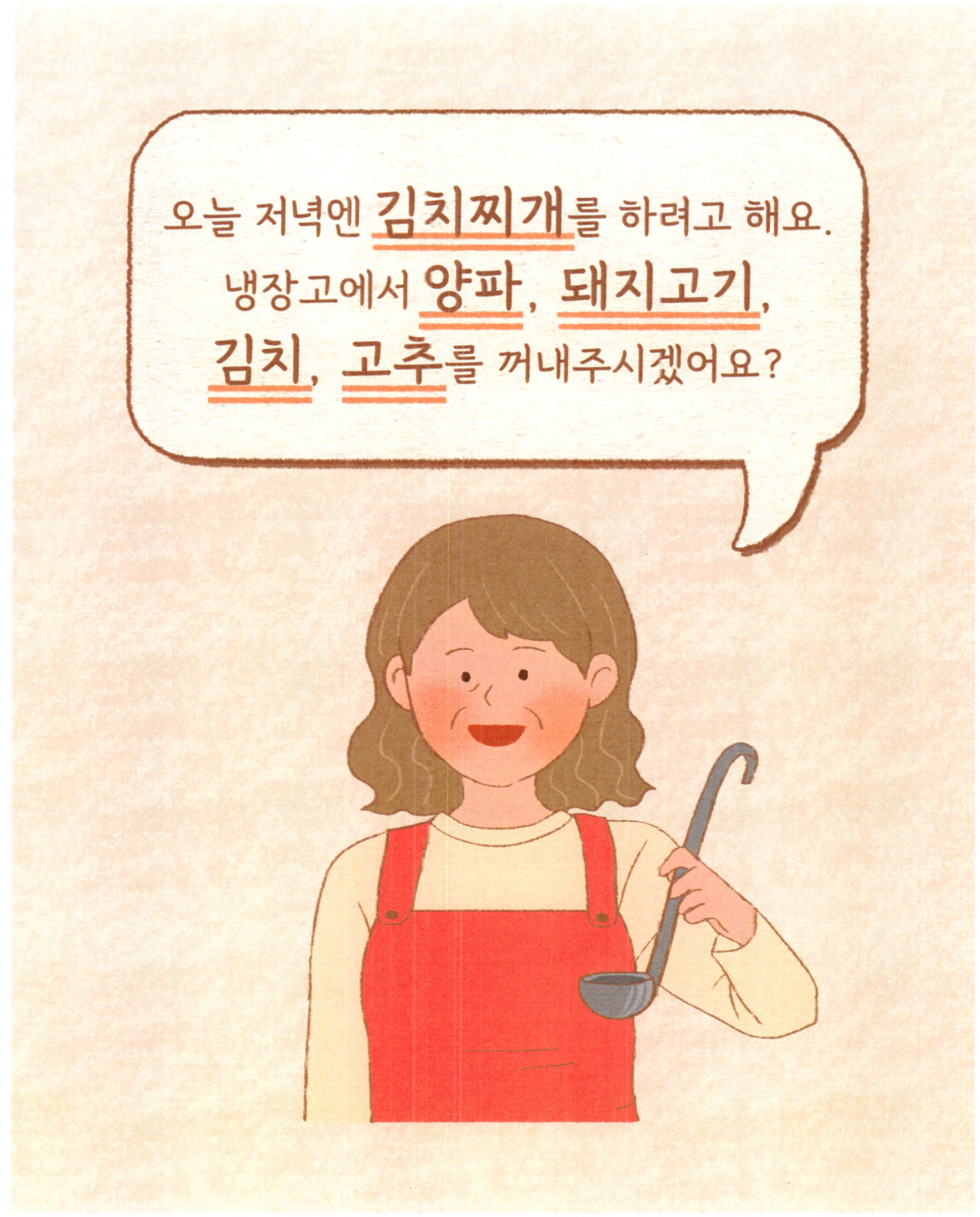

기억력 훈련

저녁 만들기 2

앞 장을 잘 기억해 보고, 필요한 재료를 찾아 동그라미 해보세요.

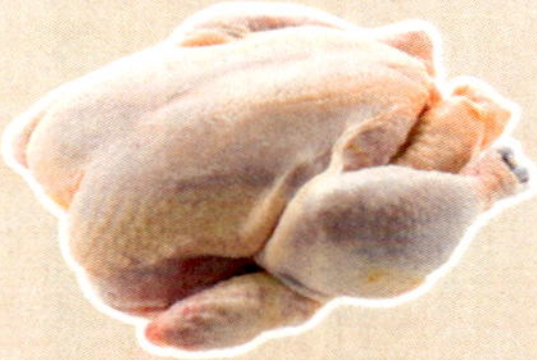

닭고기	양파	브로콜리
양배추	김치	고추
돼지고기	달걀	두부

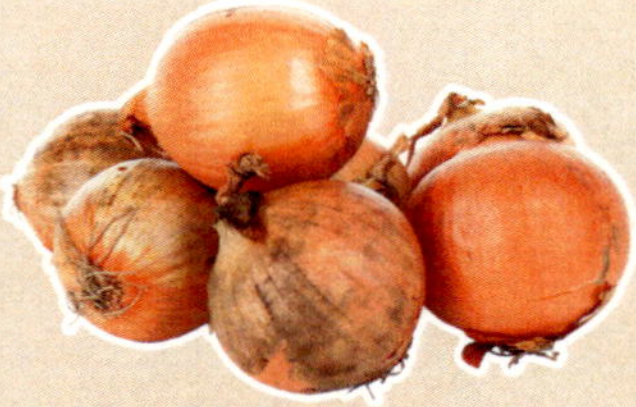

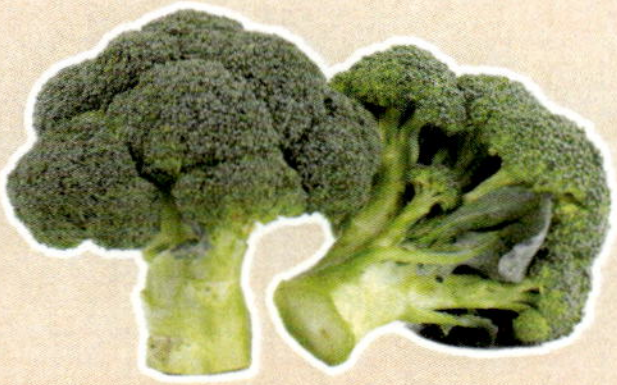

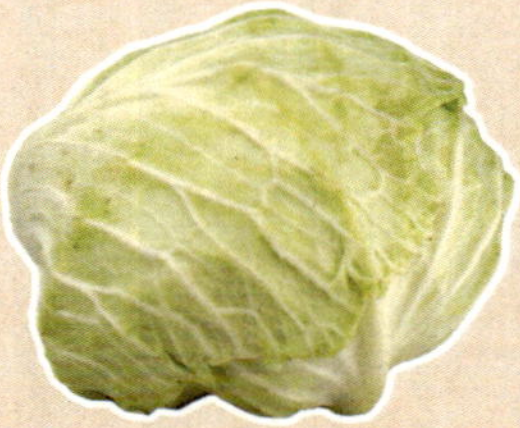

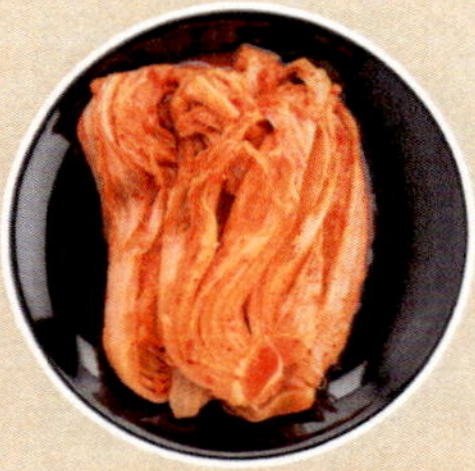

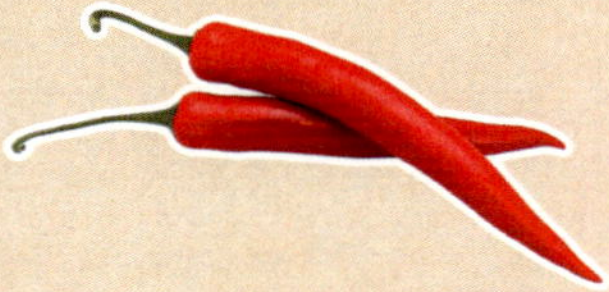

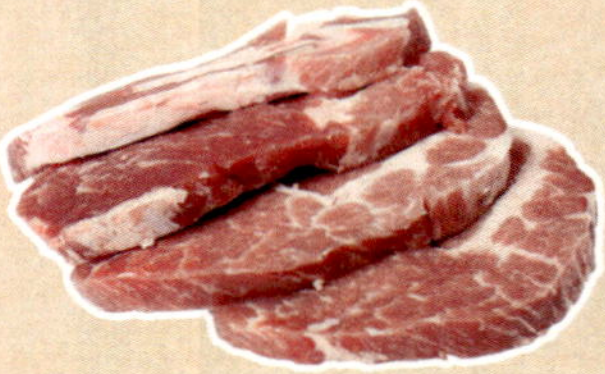

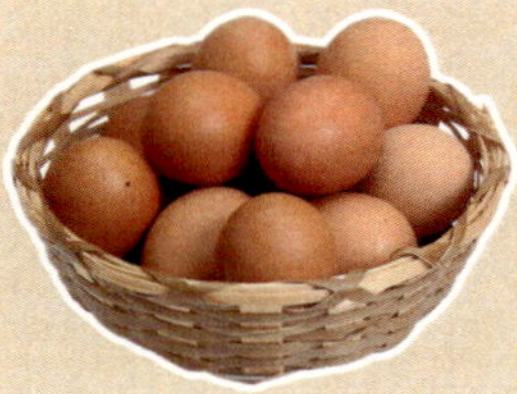

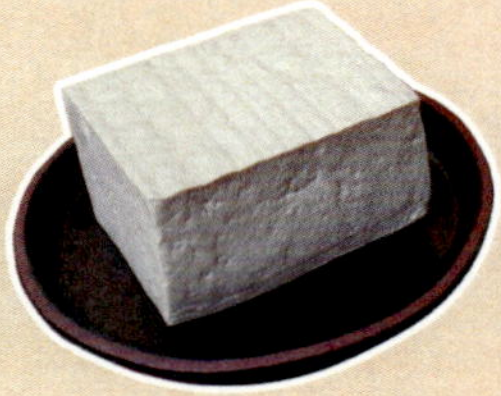

다음 중 저녁으로 만들려고 하는 음식은 무엇인가요?

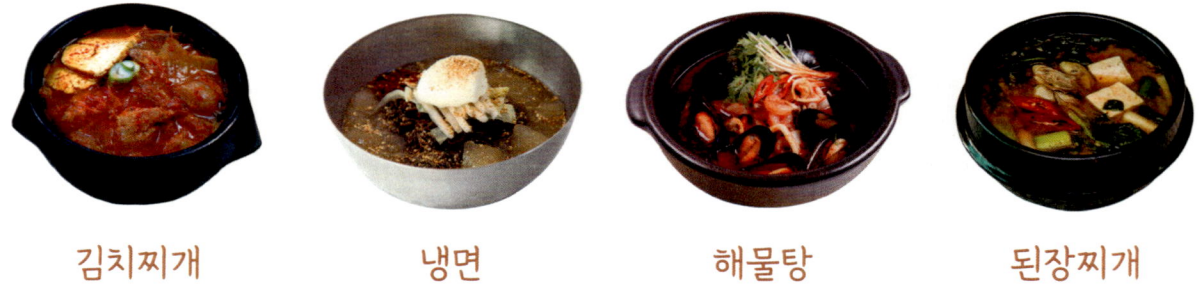

김치찌개   냉면   해물탕   된장찌개

현실감각 훈련   년   월   일   요일

장소 알아보기

몸이 아플 때 가는 곳은 어디인가요?

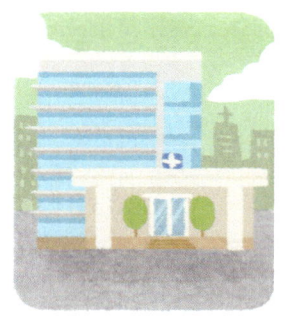 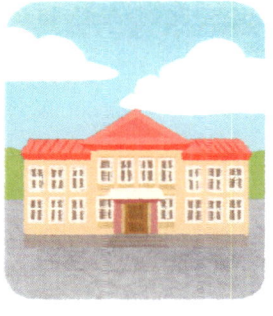 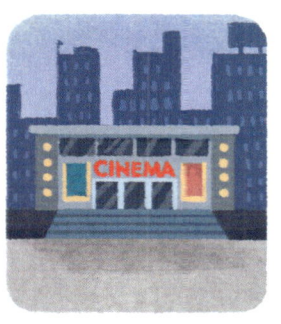 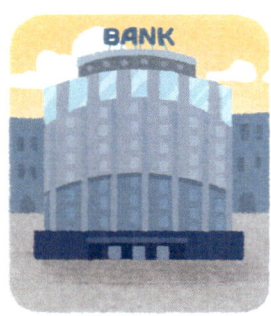

　병원　　　　　학교　　　　　영화관　　　　　은행

식료품을 사기 위해 가는 곳은 어디인가요?

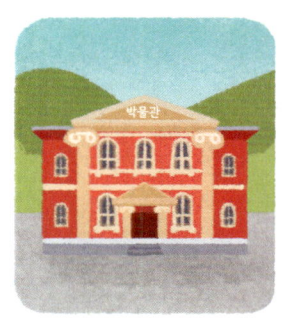 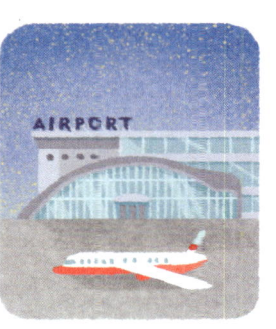 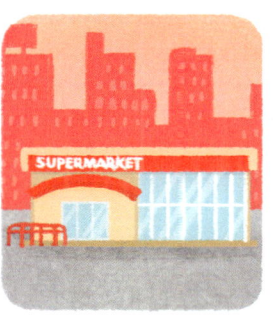 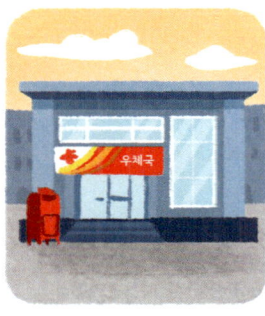

　박물관　　　　공항　　　　슈퍼마켓　　　　우체국

내가 좋아하는 장소와 그 이유를 적어보세요.

_____

_____

단어 찾기

ㄷ으로 시작하는 단어를 찾고, 빈칸에 모두 몇 개인지 적어보세요.

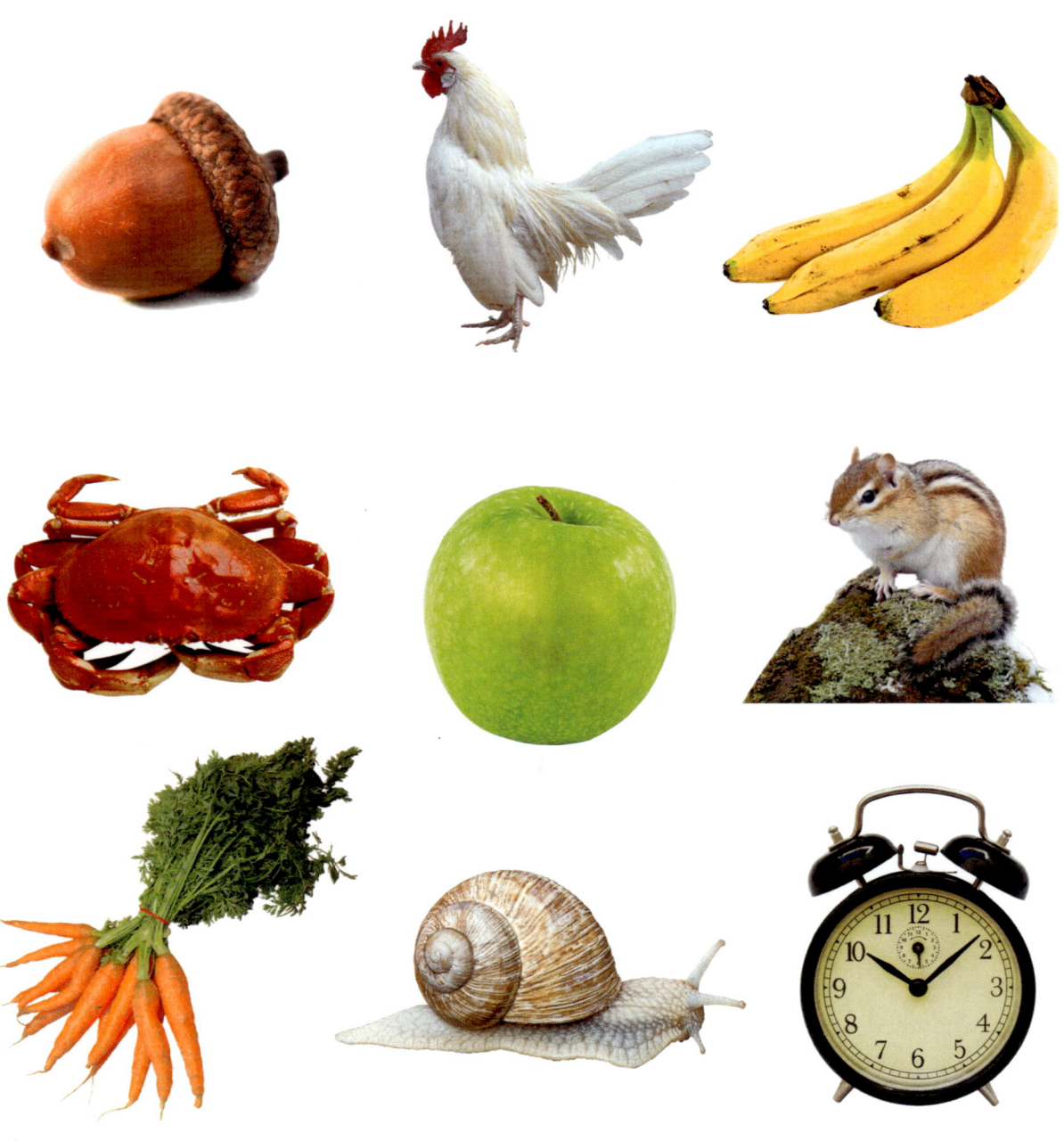

ㄷ으로 시작하는 단어는 ☐ 개입니다.

집에 가는 길

운동을 마친 부부가 집으로 돌아가려고 해요. 집까지 가는 길을 찾아보세요.

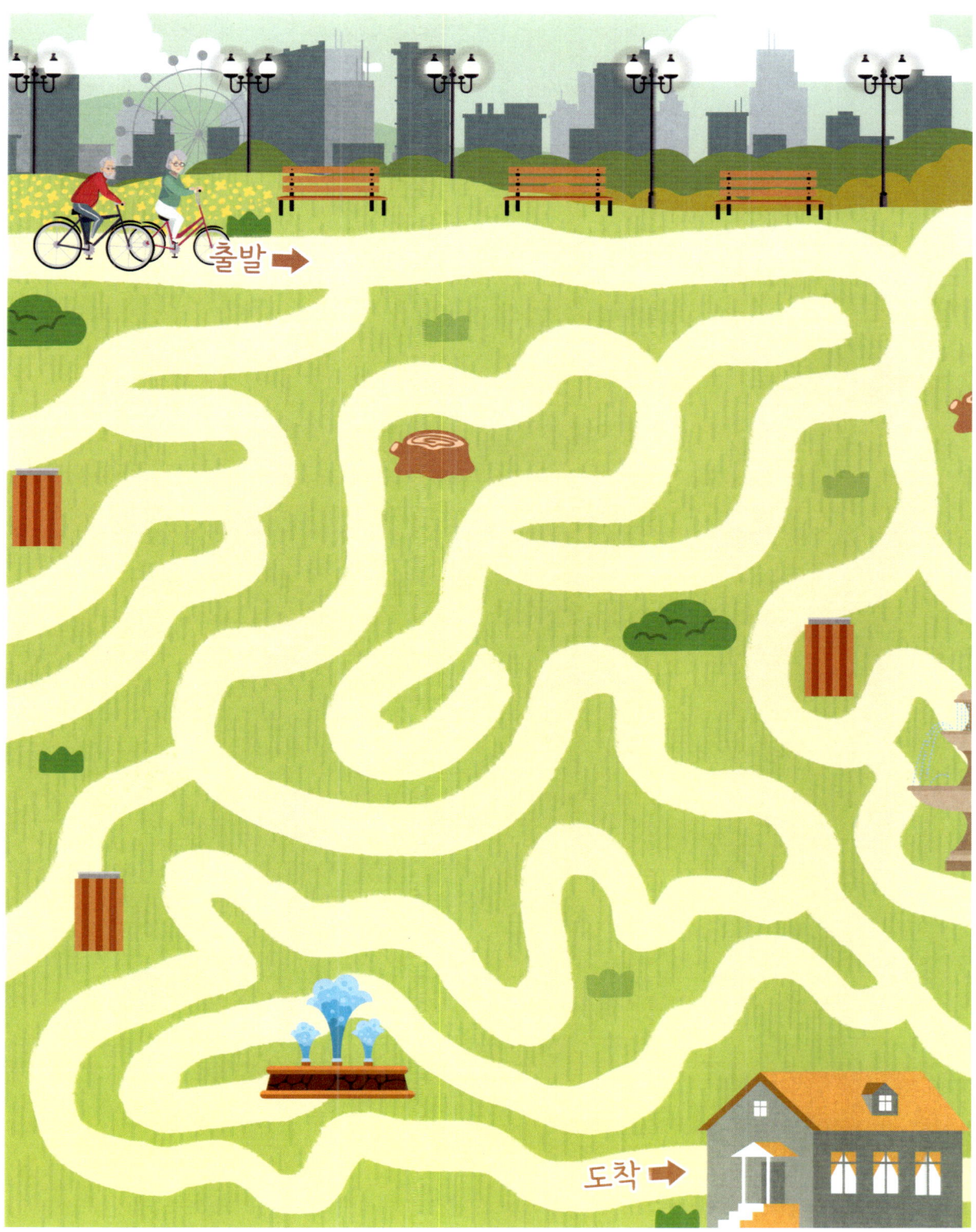

그림자 알아맞히기

그림을 보고 어떤 것의 그림자인지 선으로 연결해 보세요.

 • • 닭

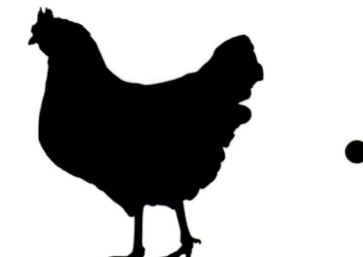 • • 사마귀

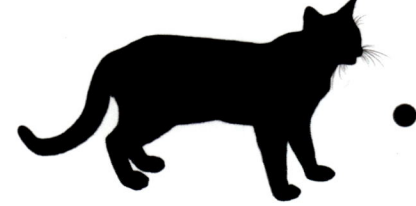 • • 고양이

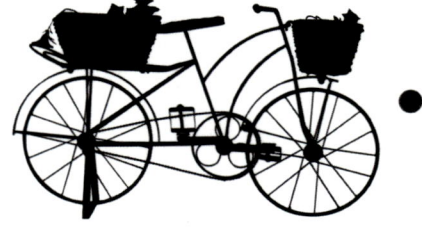 • • 포도

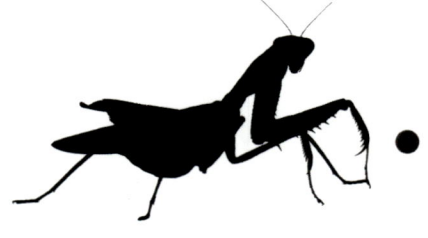 • • 자전거

숫자 점잇기

숫자 1부터 순서대로 선을 이어보세요.

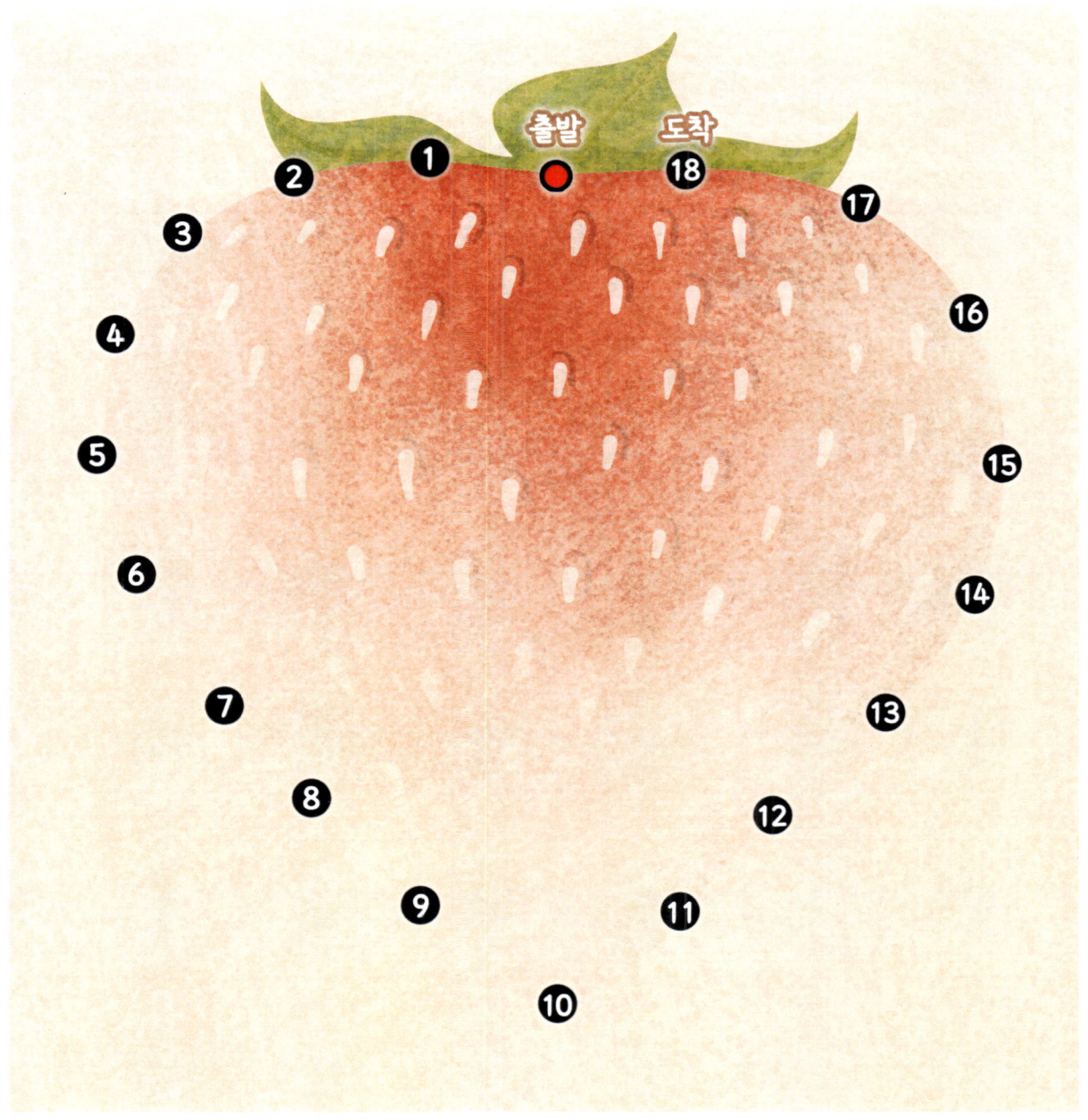

어떤 그림이 되나요?   정답: _____

마지막에 끝나는 숫자는 무엇인가요?   정답: _____

집중력 훈련

숨은 글자 찾기

★ 그림이 있는 곳만 색칠하여, 숨어 있는 글자를 찾아보세요.

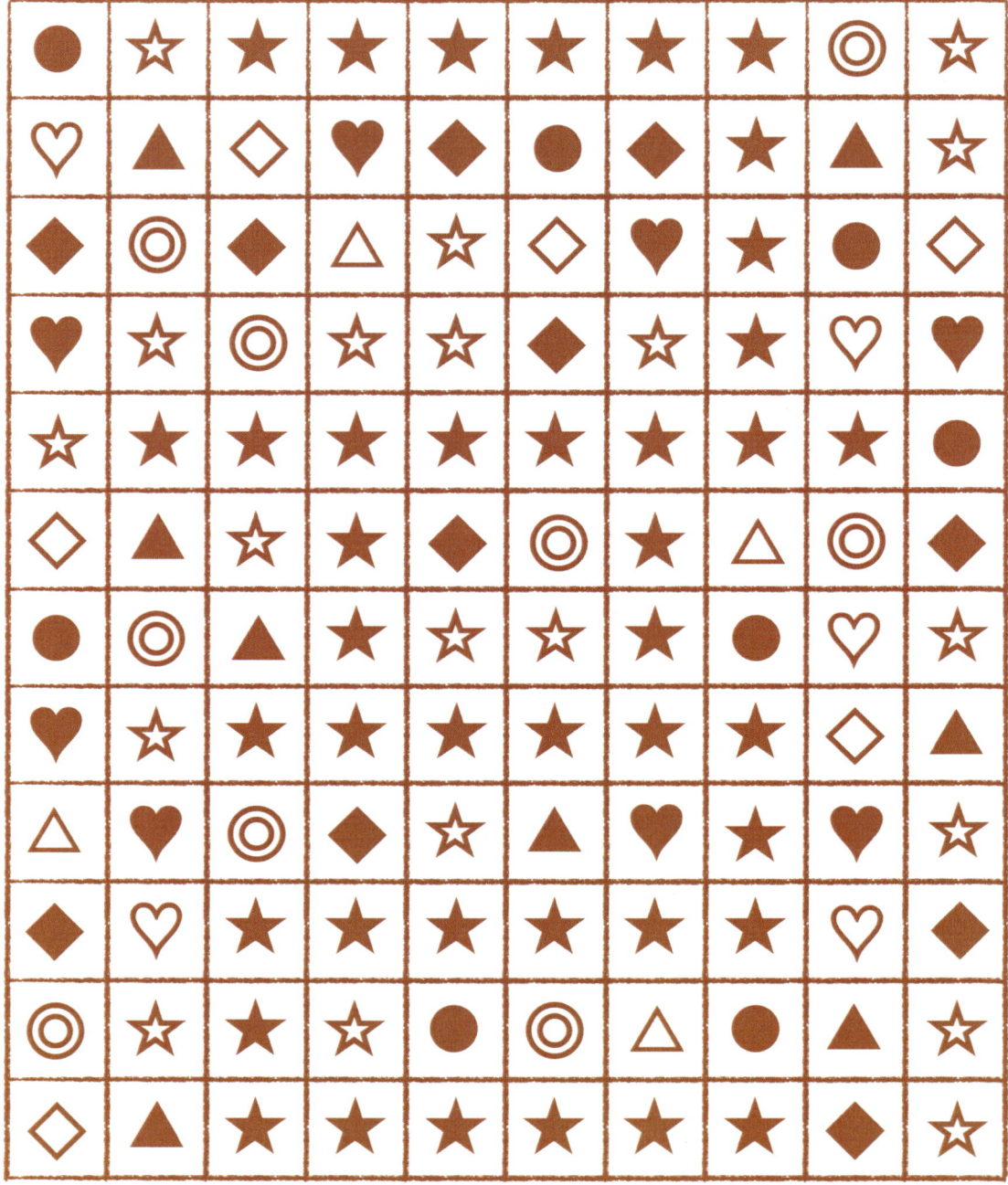

어떤 글자가 숨어 있나요?   정답: _____

가로세로 낱말퀴즈

힌트를 보고 가로세로 낱말퀴즈를 풀어보세요.

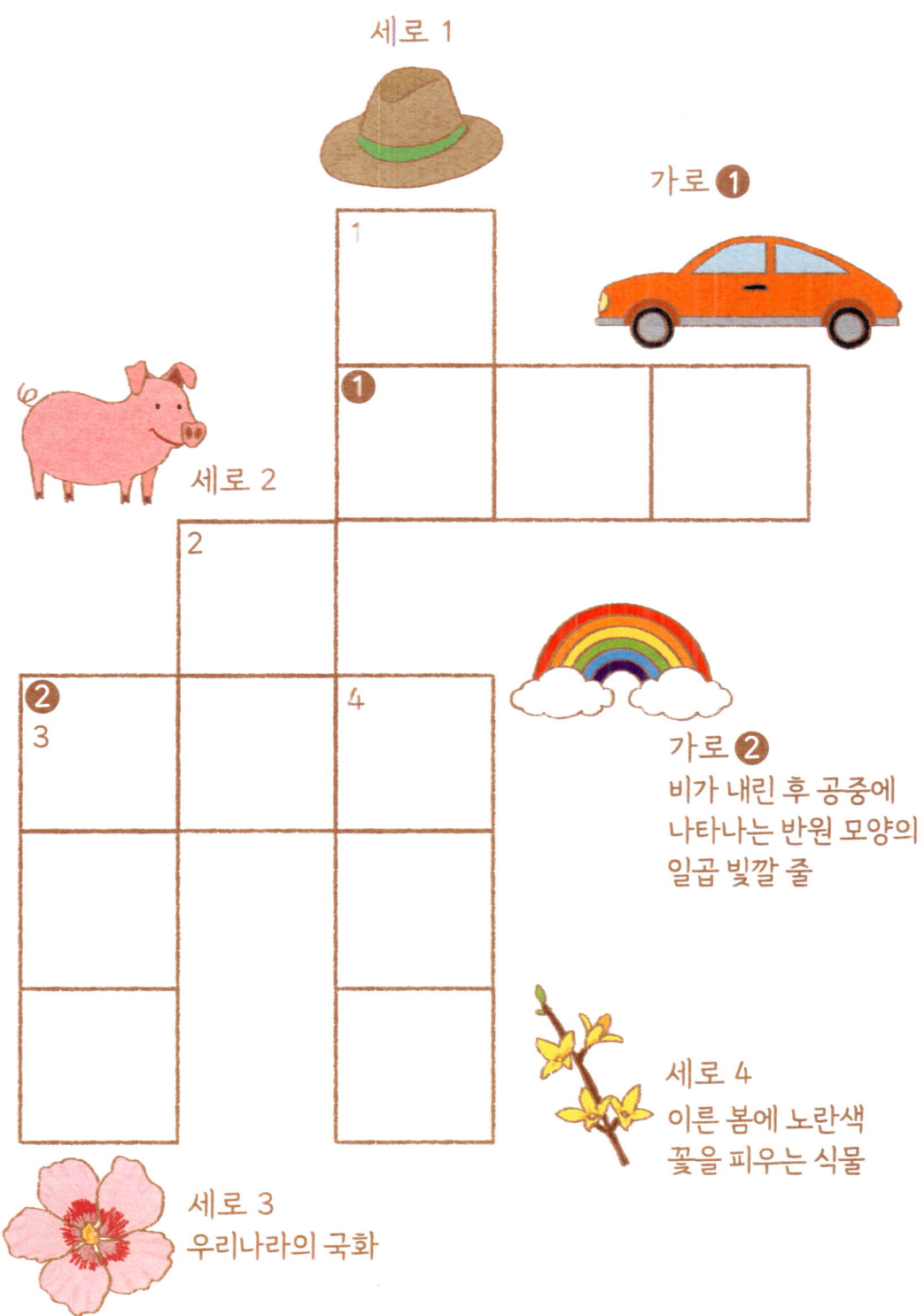

똑같이 색칠하기

왼쪽 그림을 보고 오른쪽에 똑같이 색칠해 보세요.

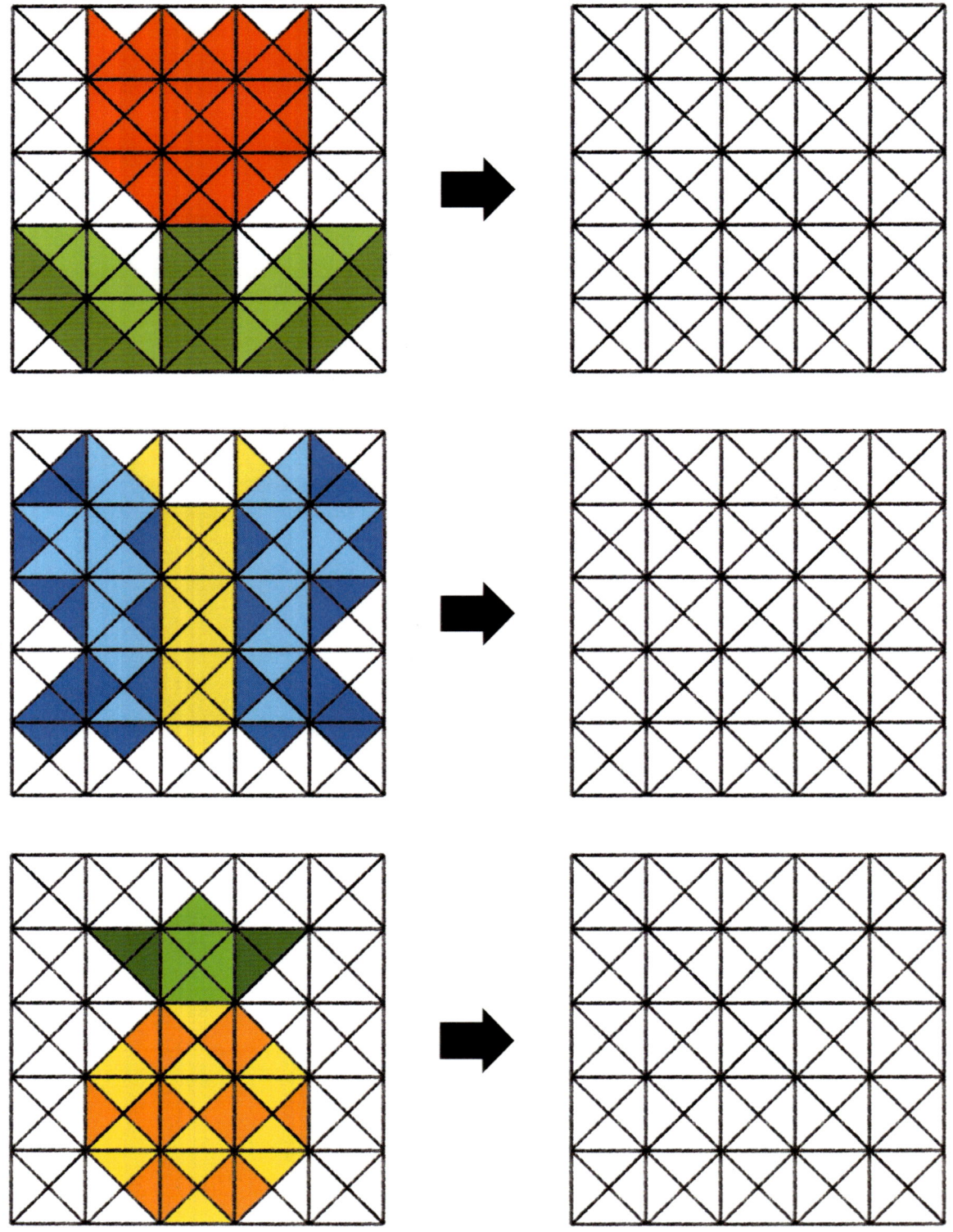

길거리 간식 사기

문제를 읽고 빈칸에 답을 적어보세요.

길거리 간식

닭꼬치 2,000원	찹쌀꽈배기 1,000원	계란빵 1,500원
떡꼬치 1,000원	옛날핫도그 1,800원	붕어빵 700원

가장 비싼 음식은 무엇인가요?   정답: _____

가장 싼 음식은 무엇인가요?   정답: _____

찹쌀꽈배기 3개, 계란빵 1개, 옛날핫도그 1개를 사려면 총 얼마가 필요한가요?   정답: _____

장갑 짝 맞추기

알맞은 장갑의 짝을 찾아 선으로 연결해 보세요.

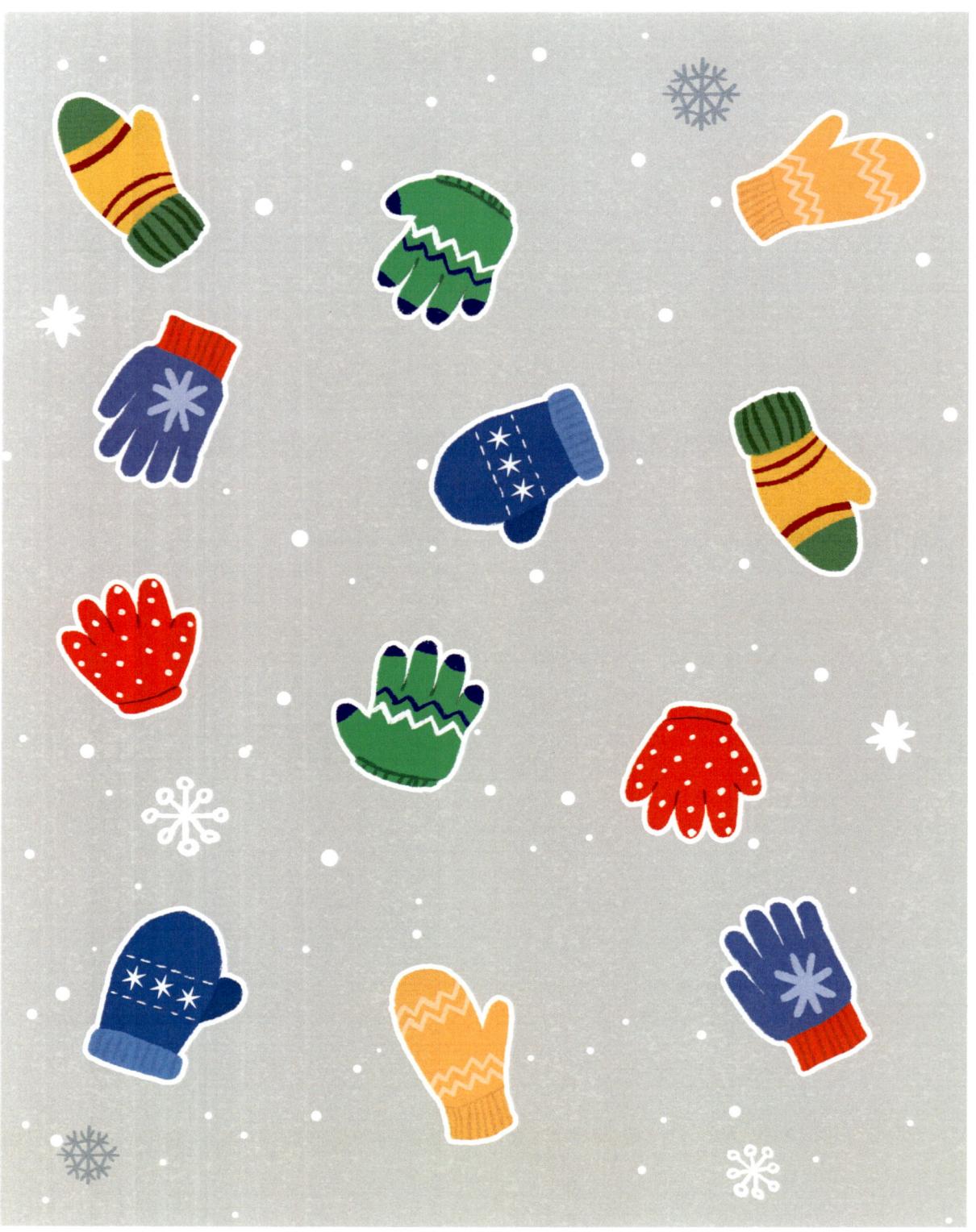

집중력 훈련

부채 개수 세기

모양이 같은 부채의 개수를 세어 빈칸에 답을 적어보세요.

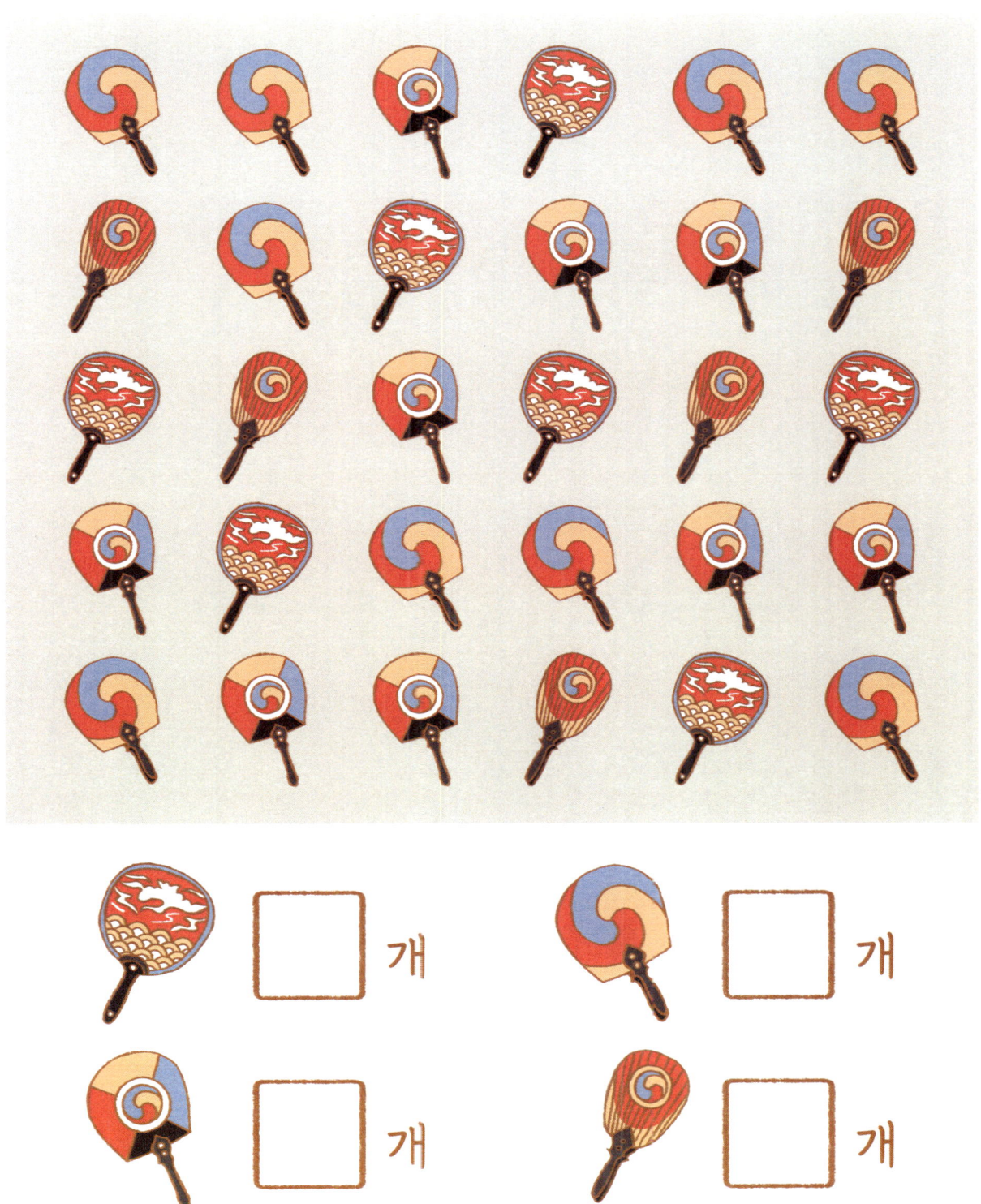

그림 완성하기

세모 모양을 이용해 자유롭게 그림을 완성해 보세요.

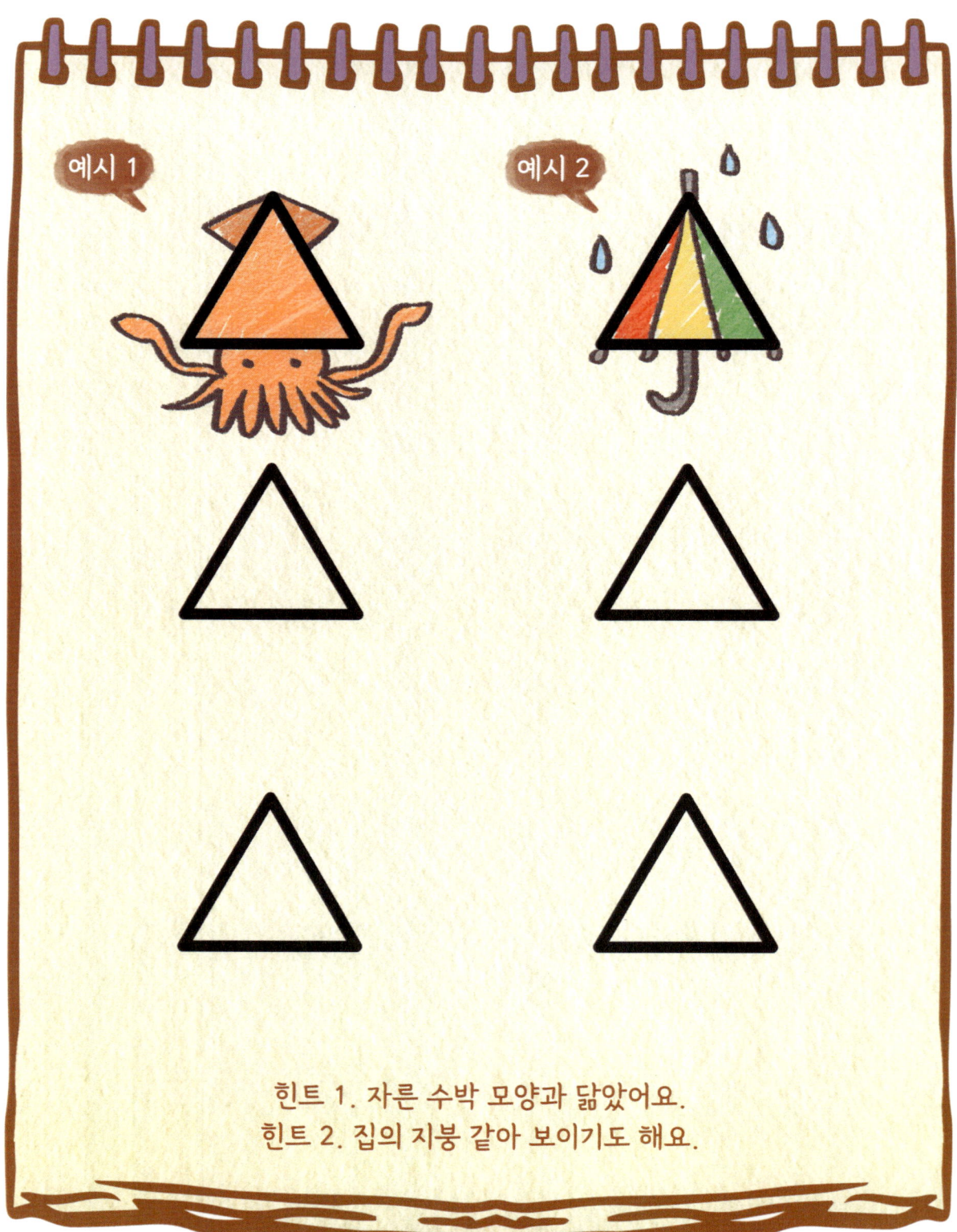

힌트 1. 자른 수박 모양과 닮았어요.
힌트 2. 집의 지붕 같아 보이기도 해요.

채소 가게 1

채소 가게의 모습을 잘 기억하고, 다음 장으로 넘어가세요.

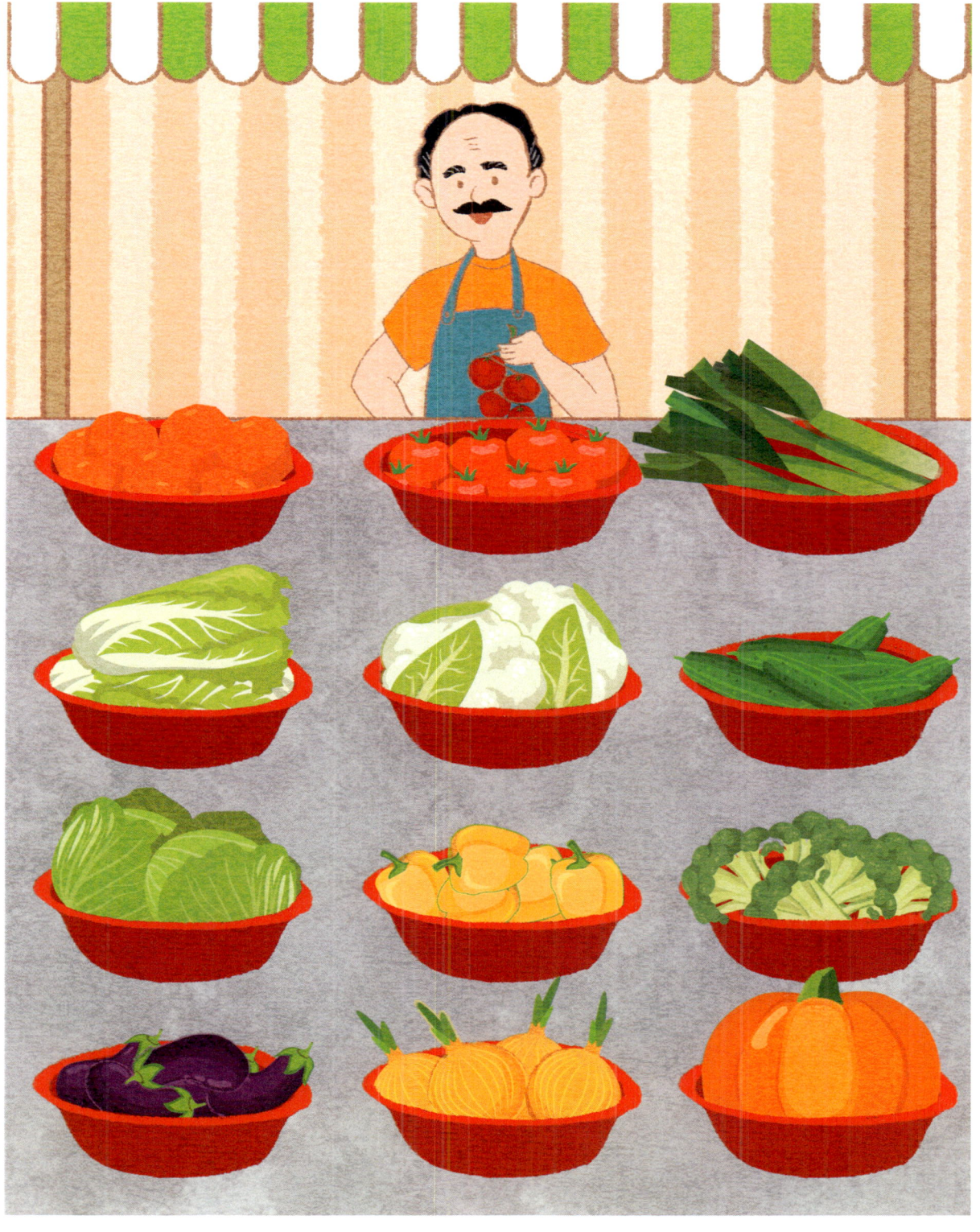

채소 가게 2

앞 장을 잘 기억해 보고, 바뀐 모습 네 군데를 찾아 동그라미 해보세요.

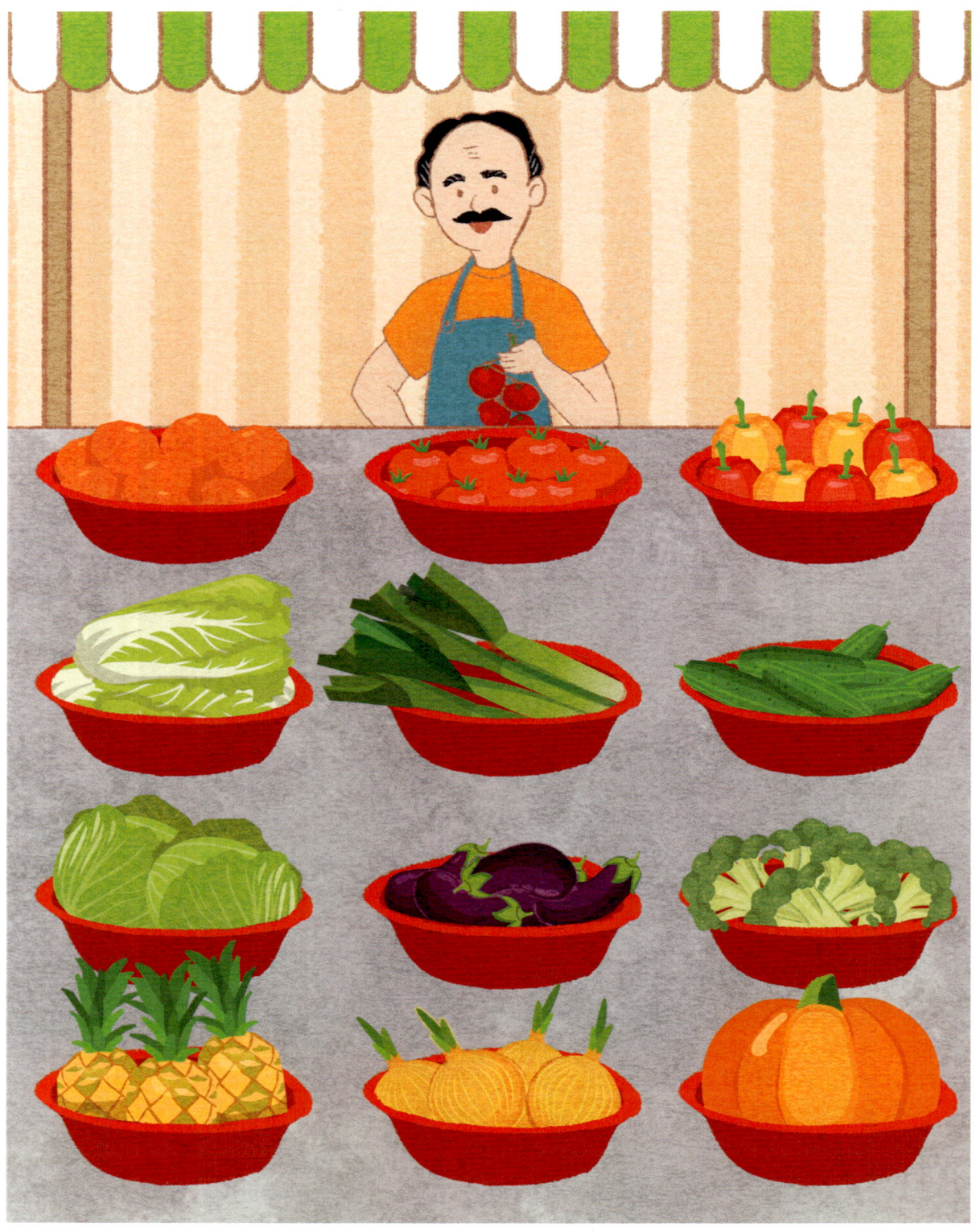

어제 일기

어제의 모습을 떠올리며, 어제의 일기를 적어봐요.

❋ 어제 날씨는 어땠나요?

❋ 어제 기분은 어땠나요? 나의 모습을 그려봐요.
- 😊 좋았어요.
- 😐 보통이었어요.
- 😔 우울했어요.
- 🙂 괜찮았어요.
- 😠 화났어요.
- 😢 슬펐어요.

❋ 어제는 어떤 음식을 먹었나요?

아침: _____

점심: _____

저녁: _____

간식: _____

가장 맛있었던 음식: _____

❋ 어제 어떤 사람을 만났는지 적어보세요.

_____

❋ 어제 어떤 곳에 갔는지 적어보세요.

_____

❋ 어제 무슨 일을 했는지 적어보세요.

_____

_____

정답

p.2
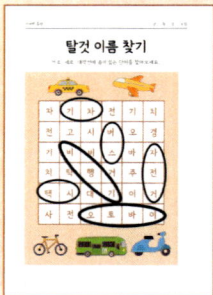

p.3
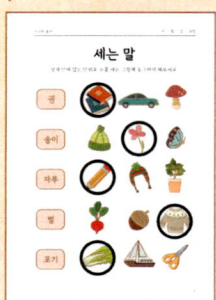

p.4
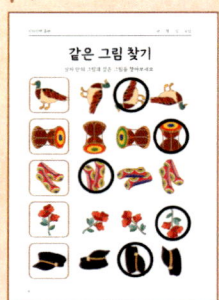

p.5
18,800원
34,500-3,300-3,300
-7,500-800-800
=18,800

p.6
1. 역지사지
2. 과유불급
3. 죽마고우

p.8
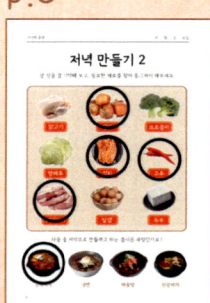

p.9
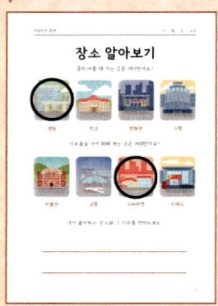

p.10
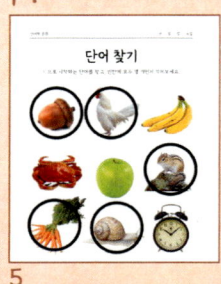
5

p.11
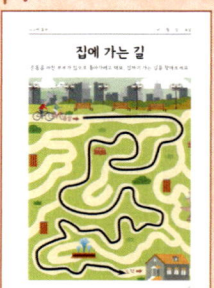

p.12
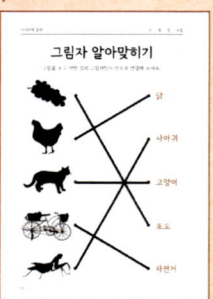

p.13
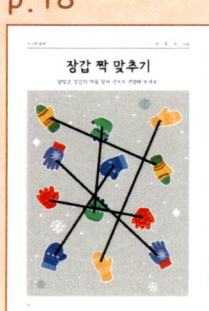
딸기
18

p.14
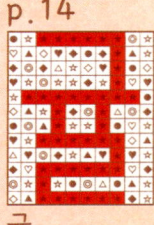
귤

p.15
가로1:자동차
가로2:무지개
세로1:모자
세로2:돼지
세로3:무궁화
세로4:개나리

p.17
1. 닭꼬치
2. 붕어빵
3. 6,300원
1,000+ 1,000+
1,000+1,500+1,800
=6,300

p.18

p.19
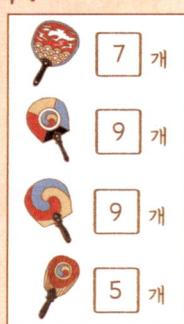

p.22
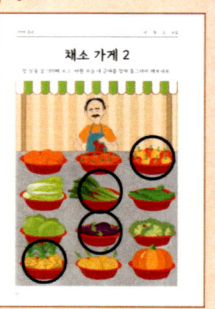

유아부터 성인까지, 시멘토 도서 시리즈로
창의력 팡팡! 두뇌개발 풀가동!

시멘토 시니어 틀린그림찾기
1~10편
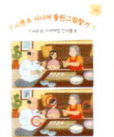 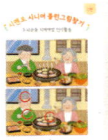 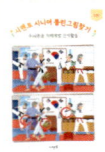

시멘토 시니어 미로 찾기
1~10편
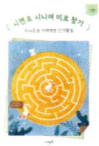 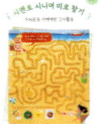 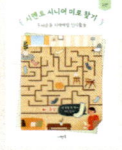

치매예방 인지활동 시멘토 워크북
1~20편
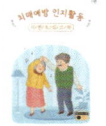 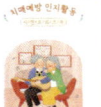 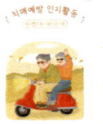

시멘토 시니어 컬러링북
1~20편
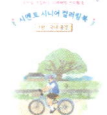 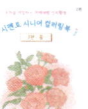 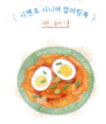

만화로 보는 시멘토 초등국어 속담
1~3편
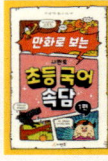 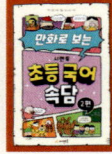 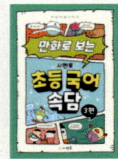

만화로 보는 시멘토 초등국어 고사성어·사자성어
1~3편
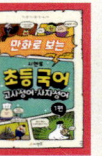 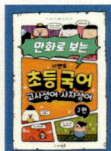 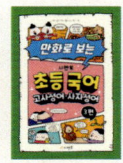

만화로 보는 시멘토 초등국어 어휘력
1~3편
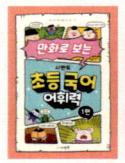 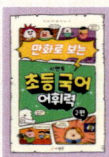 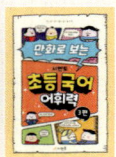

신나게 두뇌회전, 시멘토 종이접기
1~2편
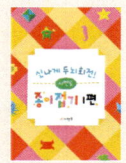 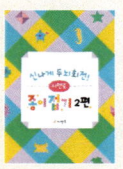

시멘토 똑똑하고 기발한 미로찾기
1~7편
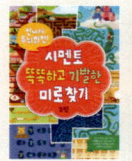 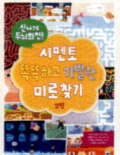 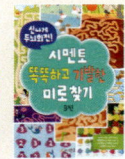

신나게 두뇌회전, 시멘토 숨은그림찾기
1~5편
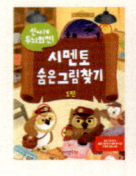 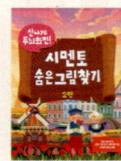 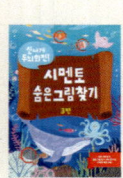

신나게 두뇌회전, 시멘토 틀린그림찾기
1~8편
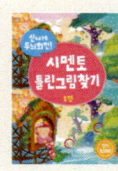 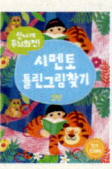 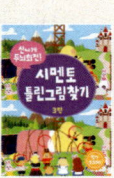

신나게 두뇌회전, 시멘토 미로찾기
1~7편
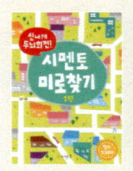 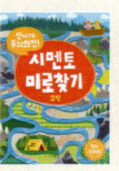 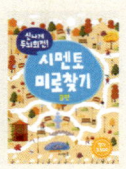

{ 시멘토의 도서 시리즈는 계속해서 출간 중! https://book.symentor.co.kr/ 홈페이지를 확인해 주세요. }

서명 치매예방 인지활동 시멘토 워크북 6편
구성 시멘토 교육연구소
발행처 시멘토 **발행인** 하태훈 **디자인** 시멘토 디자인연구소
본사 주소 서울시 구로구 고척로 228-11 | 서울시 구로구 중앙로13길 29
물류센터 주소 서울시 구로구 중앙로15길 29 지하 1층 B01호
이메일 helpdesk@symentor.co.kr **홈페이지** www.symentor.co.kr
구매문의 070-4246-5477 by@symentor.co.kr

ⓒ시멘토
ISBN 979-11-6408-118-9
본 도서의 콘텐츠는 저작권법에 의해 보호됩니다.
이 책에 실린 글과 그림의 무단 복제와 복사 행위를 금합니다.
잘못된 책은 구입하신 곳에서 바꾸어 드립니다.
printed in Korea

값 5,000원

ISBN 979-11-6408-118-9